ACTION PHYSIOLOGIQUE

DU MASSAGE

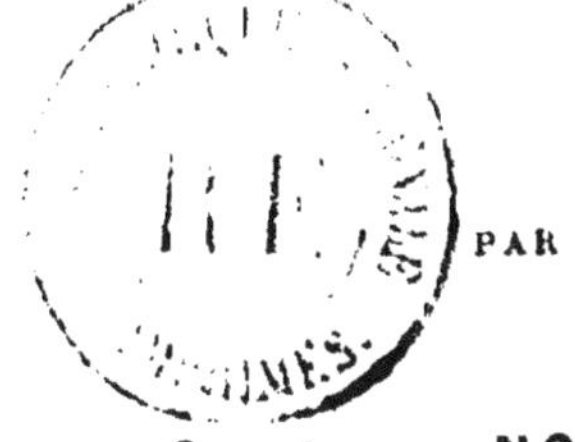

PAR

Gustave NORSTRÖM

DOCTEUR EN MÉDECINE
DE LA FACULTÉ DE STOCKHOLM

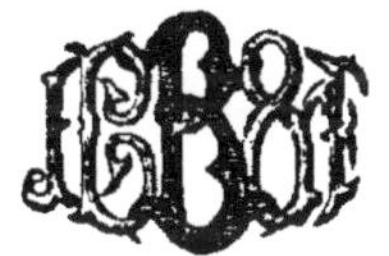

PARIS
LIBRAIRIE J.-B. BAILLIÈRE ET FILS
19, RUE HAUTEFEUILLE, 19

—

1909

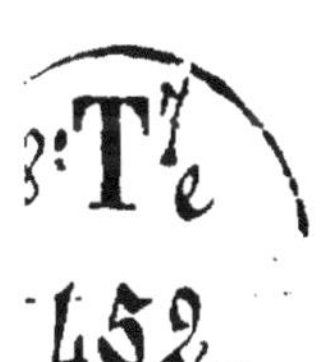

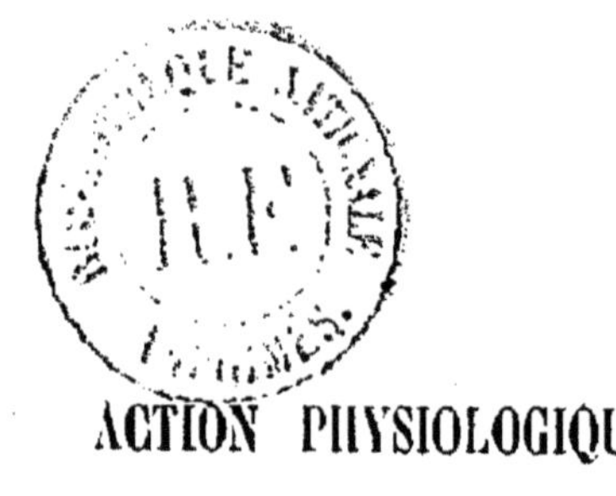

ACTION PHYSIOLOGIQUE

DU MASSAGE

DU MÊME AUTEUR

Traité théorique et pratique du massage. 2e édition. Paris, 1891, 1 vol. in-8°, 672 pages.

Traitement de la migraine par le massage. Paris, 1885, in-18, 121 pages.

Traitement des raideurs articulaires (fausses ankyloses) au moyen de la rectification forcée et du massage. Paris, 1887, in-8°, 139 pages.

Le massage de l'utérus. Paris, 1899, in-8°, 214 pages.

Céphalalgie et Massage. Paris, 1890, in-8° ; traduit en anglais et augmenté. New-York, 1896.

Massage dans les affections du voisinage de l'utérus et de ses annexes. Paris, 1892, in-8°, 141 pages.

Formulaire du massage. Paris, 1895, in-16°, 280 pages, avec figures. Librairie J.-B. Baillière.

Handbook of Massage. New-York, 1896, in-8°, 246 pages.

The Manual Treatment of Diseases of Women. New-York, 1903, in-8°, 230 pages.

Myosite chronique *rhumatismale* et son traitement par le massage. Paris, 1908, in-8°. Librairie J.-B. Baillière.

Quelques idées modernes sur les troubles *Gastraux-Intestinaux* et leur traitement par le massage. Paris, 1908, in-8°. Librairie J.-B. Baillière.

Maladies des Articulations et leur traitement par le massage.

POITIERS. — IMPRIMERIE BLAIS ET ROY.

ACTION PHYSIOLOGIQUE

DU MASSAGE

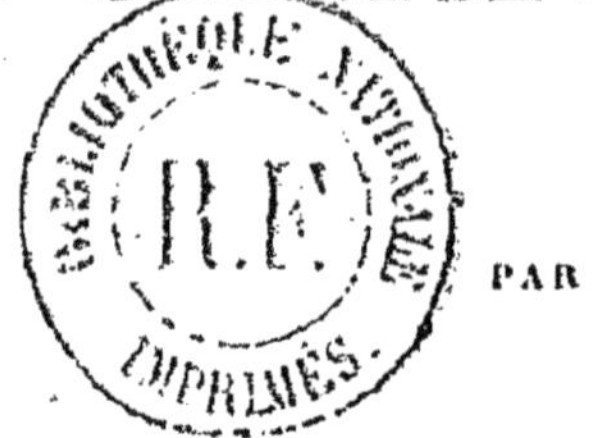

PAR

Gustave NORSTRÖM

DOCTEUR EN MÉDECINE
DE LA FACULTÉ DE STOCKHOLM

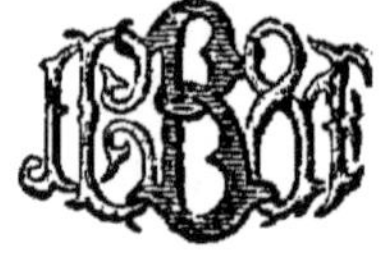

PARIS
LIBRAIRIE J.-B. BAILLIÈRE ET FILS
19, RUE HAUTEFEUILLE, 19

—

1909

ACTION PHYSIOLOGIQUE
DU MASSAGE

ACTION PHYSIOLOGIQUE DU MASSAGE

Lorsque l'observation eut démontré l'efficacité du massage dans un grand nombre d'affections et d'états morbides qui n'avaient, en apparence du moins, rien de commun, on voulut s'expliquer son action; l'empirisme ouvre la voie qu'élargissent plus tard le raisonnement et l'expérimentation. Nous avons vu que dès le dernier siècle on s'était aperçu que les frictions accélèrent la circulation veineuse et diminuent la stase lorsqu'il en existe : Mérat et Delens allèrent un peu plus loin; ils attribuèrent les bons effets du massage à son influence sur les sécrétions cutanées, sur les phénomènes d'endosmose, sur la contractilité musculaire, etc. Ces explications étaient tout à fait en rapport avec les données physiologiques acquises au commencement du siècle: Piorry eut le mérite de grouper les faits constatés par l'observation, d'en tirer des conséquences plausibles et de résumer ce que l'on savait.

« Quelle est au juste la manière d'agir du massage sur nos organes, lorsqu'il est pratiqué en même temps que l'on donne des bains tièdes et des bains de vapeurs?

Nous ne pouvons méconnaître une triple action : 1° sur la peau; 2° sur les muscles; 3° sur les articulations.

« 1° Augmentation de l'exhalation habituelle à la surface de la membrane éminemment vasculaire et nerveuse dont toutes nos parties sont revêtues; flexibilité plus grande apportée dans son tissu par les alternatives de tension et de relâchement qu'elle éprouve; absorption plus facile, parce que le massement l'a débarrassée des malpropretés qui pouvaient *recouvrir les bouches lymphatiques dont elle est parsemée*: circulation capillaire rendue plus libre par l'augmentation de l'exhalation et par le mouvement communiqué, disposition plus grande des houppes nerveuses aux sensations extérieures, parce que, d'une part, l'épiderme est amolli, et, d'autre part, on y a enlevé une certaine couche; telle est l'action du massage sur la peau.

« 2° Ses effets sur les muscles ne sont pas moins remarquables; leur manière d'être habituelle doit changer aussi leur mode de sensibilité; telle est l'action du massement sur les muscles.

« 3° Les surfaces articulaires et les parties molles qui les entourent sont également modifiées par les manœuvres qu'on dirige sur elles ; souplesse plus grande déterminée par un tiraillement médiocre des substances ligamenteuses qui entrent dans la composition de ces organes actifs de la locomotion en vertu des mouvements qui leur sont communiqués, abord plus libre du sang dans les vaisseaux qui entrent dans leur composition et glissement plus facile des différentes fibres qui les constituent; contraction devenue plus libre par la laxité que le massage a déterminée dans la peau ; alternatives de pression et de dilatation, changeant leur mouvement devenu plus étendu, parce que les muscles dont les tendances les avoisinent et les fixent ont perdu la rigidité qu'ils avaient contractée, circulation dans les tissus blancs rendue plus facile. »

On ne saurait passer sous silence ces opinions respectables et dont quelques-unes sont justes. Ceux qui les ont formulées n'avaient pas à leur disposition les ressources que nous fournissent l'histologie et la physiologie expérimentale. Sans microscope, il eût été difficile même à un homme de génie de deviner les phénomènes intra et extra-cellulaires de la profondeur des tissus vivants et dont la succession et l'enchaînement constituent la vie.

Si nous examinons par anticipation les conditions dans lesquelles le massage a donné les meilleurs résultats, dans lesquelles il a été le plus souvent employé et le plus souvent recommandé, nous pouvons dire, d'une façon générale, que c'est dans le cas où les proportions normales des tissus ou de leurs éléments sont altérées. Dans l'entorse, il y a des déchirures vasculaires, des épanchements sanguins. La présence dans une région d'hématies ou de leucocytes extravasés produit des accidents si leur résorption exige un temps considérable ; dans les arthrites hyperplasiques, les raideurs articulaires, les hydartroses, les inflammations des gaînes tendineuses, nous nous trouvons en présence de produits nouveaux solides ou liquides ; nous ne pouvons espérer une guérison, une restitution fonctionnelle vraie que si nous les faisons disparaître. A ce point de vue, le massage est véritablement utile ; il rétablit l'absorption si elle a été momentanément suspendue ; il l'active et la régularise dans les autres cas. Son action anesthésique n'est qu'une conséquence de cette propriété.

La première condition pour acquérir une notion précise sur l'action physiologique du massage, c'est de connaître les doctrines actuelles sur la nutrition des tissus dont l'absorption est un facteur. Nous sommes loin des quatre liquides des Anciens : l'atrabile a disparu comme la flegme; mais nous n'en sommes plus à l'organicisme d'une autre école, qui ne voyait que des appareils. La cellule vivante est un centre organique qui se développe, vit et meurt. A la cellule correspond une atmosphère liquide qui fournit les matériaux nécessaires à son fonctionnement.

Certains liquides sont aussi indispensables pour les éléments organiques que l'est l'eau salée pour les poissons de mer, l'eau sucrée pour les champignons, le vinaigre pour le *mycoderma aceti*. Ils renferment de l'eau, de l'albumine, des sels. Sans doute, leur composition change d'après les tissus, mais nous ne savons rien des différences qu'elle présente. C'est d'eux que les cellules tirent les matériaux de leur nutrition. On réunit ces liquides sous le nom générique de suc parenchymateux; ce suc est aspiré par les tissus qu'il imbibe, ils le retiennent si étroitement qu'il est impossible de l'isoler par les moyens mécaniques.

C'est au liquide d'imbibition que les tissus doivent leurs propriétés essentielles. Comparons un fragment de tendon, de cartilage, de tissu conjonctif à l'état normal, à un autre fragment qui aurait perdu par dessiccation son eau d'imbibition. Le volume, la couleur, la consistance, tout ce que l'on peut constater par la vue, en un mot, est altéré.

On pourrait, jusqu'à un certain point, comparer les liquides contenus dans des lacunes imperceptibles à l'eau de cristallisation de certains corps inorganiques, avec cette réserve que les proportions des premiers ne sont pas fixes et déterminées comme celles de la seconde. On conçoit aisément le rôle que de tels liquides jouent dans l'économie quand on songe que la plupart des tissus renferment plus de 75 % d'eau. Il ne faudrait cependant pas la confondre avec le *suc parenchymateux* proprement dit.

On ne désigne par ce nom que le liquide qu'on peut faire sortir par expression mécanique. Il n'y a pas de délimitation précise, elle serait inutile; on peut parfaitement admettre que les changements du suc parenchymateux sont accompagnés de changements correspondants des liquides d'imbibition et que ceux-ci sont plus dilués que lui par suite d'une affinité plus grande des molécules organiques pour l'eau que pour les principes qu'elle dissout.

Le suc parenchymateux est renfermé dans des cavités perceptibles seulement avec des instruments d'optique puissants. Elles se trouvent dans presque toutes les parties du corps, mais elles sont surtout abondantes dans le tissu conjonctif, qui peut être regardé d'une façon générale comme un véritable réceptacle du suc parenchymateux. Les espaces, appelés espaces lymphathiques, ont des formes extrêmement nombreuses; ce sont des lacunes, des canaux, des sacs, etc. Au point de vue du volume, on trouve les mêmes différences; tantôt ils ne sont visibles qu'au microscope, d'autres fois ils ont une étendue suffisante pour renfermer les viscères les plus volumineux de l'économie; tels sont le péritoine, la plèvre, le péricarde, etc.

Etant donnée cette conception du suc parenchymateux et de son rôle, il est facile d'en déduire l'importance de la circulation. Par cela seul que nous avons un élément vivant dont la composition se modifie, la cellule épuisera vite ce milieu. Un animal ne peut vivre indéfiniment dans une pièce hermétiquement fermée et de petit volume; lorsque les gaz d'exhalation sont en trop grande quantité, l'hématose devient impossible : il faut un renouvelle-

d'une seringue de Pravaz, dans les deux articulations du genou d'une grosse lapine, une solution épaisse et noire d'encre de Chine ; quelques gouttes s'écoulèrent par l'orifice immédiatement après :

T. R. = 38,2. Massage du genou droit à 9 h. 1/2. L'animal est vif, se promène, mange et secoue les oreilles. A 9 h. 3/4 on injecte, à l'aide d'une seringue, dans chaque articulation du genou, une solution un peu plus faible, puis on masse le genou droit. Une demi-heure plus tard, la douleur paraît plus vive que la première fois, l'animal résiste davantage, il est difficile à tenir ; avant qu'on ait retiré du genou droit la canule de la seringue, il fait un mouvement rapide, et la pointe est courbée ; il s'écoule un peu de liquide. Le massage paraît douloureux, mais l'articulation reprend bientôt son volume. A 3 heures de l'après-midi, nouvelle injection, nouveau massage de la jointure droite seule ; elle reprend son volume, mais la gauche reste distendue.

T. R. = 39 ; elle continue de s'élever jusqu'à 8 h. 1/2 du soir ; à ce moment elle atteint 40. L'animal ne paraît pas trop mal si l'on en juge d'après son état et sa manière de se tenir. Il a beaucoup mangé ; à 8 h. 3/4, nouvelle injection dans les deux genoux et massage du droit ; on ne fait plus d'injection dans la cavité du genou gauche, mais on en fait encore dans celle de droite. Le 28 au matin, on injecte dans chaque articulation du coude 1/2 seringue d'encre de Chine et on masse, puis l'animal est sacrifié. Chaque massage avait duré une ou deux minutes. A l'autopsie, on trouve, dans le tissu périarticulaire, autour de l'ouverture de la ponction et jusque dans le tissu sous-cutané, des taches irrégulières d'encre de Chine. La coloration noire s'étend vers le haut du voisinage des vaisseaux et des interstices musculaires. Les ganglions axillaires d'un côté renferment aussi des traces d'encre de Chine, les lymphatiques efférents sont colorés en noir. De l'autre côté (l'injection et le massage avaient été pratiqués par une autre personne), il n'y avait rien dans les vaisseaux ni les ganglions. Les choses étaient un peu différentes au membre inférieur, on n'avait pas fait d'injection immédiatement avant la mort, et on avait massé plusieurs fois à des intervalles plus ou moins longs.

L'articulation fémoro-tibiale droite avait seule été massée, mais comme le lapin avait fait plusieurs sauts, on pouvait admettre qu'ils avaient remplacé jusqu'à un certain point le massage, et qu'il y avait eu expression mécanique de l'encre de Chine dans les voies centripètes, par suite du rétrécissement consécutif aux flexions et aux extensions.

L'encre de Chine pouvait avoir été poussée par les contractions musculaires dans les lymphatiques des intervalles des muscles et les interstices du tissu conjonctif. On trouva dans le tissu cellulaire sous-cutané, au voisinage du genou, des deux côtés, un peu d'encre de Chine : il y en avait beaucoup plus dans les interstices et les parties profondes du tissu conjonctif. A l'œil nu, il y a de grandes différences entre les deux membres; il est possible de voir de larges dépôts d'encre de Chine dans le tissu conjonctif; dépôts qui s'étendent un peu à la jambe, mais surtout à la cuisse; du côté gauche, qui n'avait pas été massé, il n'y avait de dépôts ni sur la cuisse, ni sur la jambe.

A la coupe de la cuisse on trouvait, dans le tissu conjonctif intermusculaire du côté droit, plusieurs dépôts importants, principalement au voisinage des gros vaisseaux sanguins, mais aussi partout où vont les lymphatiques cutanés. Rien de semblable vers la cuisse gauche, qui ne montre pas la moindre particule d'encre de Chine. A la jambe, cette particularité est encore plus prononcée. Comme les couches conjonctives qui séparent les muscles forment un réticulum de faible épaisseur, les arborisations à l'encre de Chine parfois très larges doivent, ainsi que l'a démontré l'examen microscopique, provenir de ce que les granulations d'encre de Chine se déposent dans les cloisons cellulaires qui enveloppent les faisceaux. J'ai d'ailleurs pu suivre avec beaucoup de peine et seulement dans le muscle sous-crural le dépôt d'encre de Chine, dans ces espèces d'aponévroses de 2e et de 3e ordre.

Les ganglions inguinaux des deux côtés étaient teints en noir, surtout ceux du côté droit; deux cordons noirs de coloration intense permettaient de reconnaître les lymphatiques afférents. Au niveau de la rotule du genou massé, on trouvait une petite tache d'une coloration noir foncé ayant un diamètre double de celui d'un pois; cette tache était juste au-dessous de la peau ; elle résultait de l'issue, par l'orifice de la ponction, d'une certaine quantité d'encre de Chine, à la suite d'un massage plus ou moins ancien. Toutes les autres taches étaient au-dessous du tissu conjonctif sous-cutané.

Dans toutes, l'encre de Chine était répartie et incluse dans un réticulum, de telle sorte que les doigts n'étaient pas tachés quand on touchait l'animal ou qu'on le disséquait. Le papier blanc mis en contact avec les taches prenait une coloration sanguinolente sans traces de noir. A la jambe du même côté, la diffusion s'était faite entre les muscles jusqu'au voisinage du pied, surtout du côté antérieur et interne. A gauche, on ne trouvait point d'encre de Chine au-dessus du genou, sauf dans les ganglions, où l'on en découvre en petite quantité, au microscope, vers la périphérie; on en trouve un peu plus que dans les régions correspondantes du côté droit et jusqu'au voisinage du pied.

La ponction, comme on l'a dit plus haut, doit guérir très vite. En outre, en injectant une pleine seringue d'alcool dans l'articulation préparée, mais non massée, la capsule est distendue et pas une goutte de liquide ne sort après l'injection d'alcool concentré; la synoviale, jusque-là claire et hyaline et simplement colorée en noir, se trouble et présente un aspect un peu laiteux ; la jointure se fléchit à angle obtus.

Il y avait beaucoup plus d'encre de Chine dans l'articulation massée que dans celle qui ne l'avait pas été : elle avait pénétré assez profondément pour qu'on ne se tachât le doigt en aucun point; du côté massé, le muscle crural et le muscle sous-crural étaient très noirs; de l'autre, ils étaient rouges et sanglants; de sorte qu'on doit admettre qu'ils étaient appropriés pour la résorption.

Expérience II

Chez un autre animal, j'injectai dans l'articulation du genou gauche une seringue complète d'encre de Chine, puis, au bout d'un instant, deux autres seringues, et on massa ; à chaque fois le massage fut fait du côté droit.

Le jour suivant, nouvelle injection d'une seule seringue ; même chose les troisième, cinquième et huitième jours.

En même temps, je fis plusieurs injections sous les téguments de la tête afin de pouvoir établir avec quelle rapidité se ferait la résorption. La tumeur produite disparaît très vite, comme le font dans les mêmes conditions celles qui suivent les injections sous-cutanées médicamenteuses; quand on ne masse pas, elle disparaît au contraire peu à peu.

Expérience III

On injecta dans chaque genou d'un autre lapin de l'encre de Chine et je massai aussitôt le genou droit ; ensuite injection d'une demi-seringue dans chaque articulation du coude; une nouvelle seringue complète dans chaque articulation du genou. La chose fut très facile du côté droit; la masse du liquide est divisée immédiatement par le massage; à gauche, au contraire, la distension est très grande et une partie du liquide coule par la canule; une quantité plus grande encore s'écoule de la cavité de l'articulation dans le tissu du voisinage. Les jours suivants, on injecte dans chaque articulation du genou une seringue complète; dans les coudes, une demi-seringue et on masse du côté droit.

Le soir, on répète la manœuvre, l'animal semble éprouver une douleur hors de proportion avec les accidents inflammatoires locaux. La capsule articulaire s'épaissit quelque peu ; elle paraît plus rigide et plus tendue, la réplétion de la cavité est plus prononcée, elle est plus élastique et plus douloureuse. Les injections furent encore répétées trois fois dans le cours de plusieurs jours et à chaque fois le massage fut fait du côté droit.

Le gonflement disparut régulièrement dans ce cas, les nouvelles quantités de liquide furent mieux supportées; la jointure fut plus flexible et plus capable de fonction. Du côté gauche, le liquide s'écoule naturellement dans les mouvements qui diminuent la capacité de la cavité articulaire. Une partie est résorbée, car, de ce côté comme de l'autre, les organes de résorption ont leur capacité fonctionnelle; le liquide reste un certain temps dans la jointure; dans les mouvements de flexion et d'extension, il éprouve une certaine compression, de sorte qu'il est probable qu'une partie est refoulée dans les vaisseaux absorbants.

A l'autopsie, l'animal est un peu amaigri et imprégné partout d'encre de Chine. On ne saurait dire si l'amaigrissement résulte de l'action de l'encre de Chine ou des insultus traumatiques. Dans le tissu cellulaire sous-cutané, on ne trouve que des traces d'encre de Chine; mais elles sont beaucoup plus nombreuses au voisinage de l'orifice de la ponction.

Du côté non massé, il n'y avait qu'un ganglion lymphatique

qui présentât une coloration noire pâle dans le creux poplité; nulle part on ne trouvait au-dessus du genou de stries d'encre de Chine à direction centrale, tout semblait s'être infiltré entre les aponévroses de la jambe.

Ceci expliquait l'imprégnation du ganglion lymphatique du voisinage ; elle ne venait pas du genou ; mais l'encre de Chine y avait été probablement apportée des intervalles aponévrotiques par des vaisseaux absorbants de la jambe. Sur le membre massé, l'encre de Chine s'est largement diffusée dans une direction centrale vers le tissu cellulaire inter et intra-musculaire. Les vaisseaux sanguins sont accompagnés d'une teinte noire, on suit deux cordons lymphatiques d'un beau noir jusqu'à un ganglion inguinal de même coloration ; les mêmes différences se rencontrent aux articulations du coude, quoique l'on trouve ici une expansion centrale de l'encre de Chine, du côté non massé.

Le résultat a toujours été le même. Du côté massé la diffusion du liquide est rapide; il est poussé dans les vaisseaux lymphatiques et les espaces plasmatiques du tissu conjonctif de la cuisse; la direction va de la périphérie vers le centre. Le contraste est frappant, quand on examine la jointure non massée : l'articulation reste distendue; dans un seul cas, on trouve un ganglion lymphatique de la cuisse imprégné, et il ne faudrait pas conclure de là que les vaisseaux afférents ont puisé le liquide dans la cavité synoviale. Des injections répétées, abondantes, avaient déterminé une tuméfaction du genou; cette pression par augmentation du liquide n'avait point, comme le massage, poussé la substance colorée dans les voies d'absorption; elle s'était infiltrée du côté où elle trouvait le moins de résistance, dans le tissu conjonctif du voisinage et celui qui sépare les muscles de la jambe; il est possible que les mouvements et l'action de la pesanteur aient favorisé cette évolution ; il est possible aussi que les traces d'encre de Chine trouvées dans un ganglion de la cuisse aient été apportées par les lymphatiques des interstices infiltrés.

Aucune ambiguité n'est possible pour l'interprétation des faits : le massage a poussé la matière dans les voies centripèdes, il a activé sa résorption à tel point qu'il n'y a aucune comparaison entre le côté massé et celui qui ne l'a pas été.

Pourtant l'animal ne fut point fixé, il pouvait courir, sauter ; les contractions musculaires étaient aussi énergiques d'un côté que de l'autre ; elles favorisaient au même titre la marche des liquides à droite et à gauche. Un autre argument en faveur de notre hypothèse, c'est que le manuel opératoire a une sérieuse importance ; dans quelques cas où le massage fut fait par des mains inhabiles, il n'y eut point de liquide dans les voies lymphatiques, mais une simple diffusion dans le tissu cellulaire.

Il existe un coefficient d'absorption normal ; les articulations qui renferment constamment de la synovie ne sont pas plus soustraites aux échanges organiques que les cavités séreuses. Si, après avoir introduit l'encre de Chine, on eût abandonné l'animal à lui-même, il y aurait eu probablement résorption totale ou partielle. Dans les expériences précédentes, il avait été sacrifié de bonne heure, avant même qu'un tel processus eût le temps de se dessiner. Il fallait faire une recherche contradictoire et voir comment se passeraient les choses en laissant écouler un certain temps entre l'injection, le massage et la mort du lapin.

Expérience IV

On choisit un lapin, le plus vigoureux possible, de manière qu'il puisse résister à des insultus répetés ; puis, pendant quatorze jours, on fit, souvent deux fois de suite le même jour, des

injections dans les quatre articulations du genou et du coude. Le côté droit fut massé légèrement, le plus souvent avant une injection nouvelle, de manière à pouvoir vider l'articulation sans grand insultus mécanique.

Après la dernière injection on laissa passer quinze jours. L'animal, qui avait notamment maigri, reprit ses forces et son embonpoint. Les ganglions placés des deux côtés au-dessus du genou contenaient une assez grande quantité d'encre de Chine. Les aponévroses, le tissu conjonctif inter-musculaire en renfermaient une petite quantité, du côté peu massé; au contraire, il y en avait beaucoup de l'autre. Il semblait que le sang en renfermait lui-même extrêmement peu.

Au début, il y avait eu, à la suite des injections répétées, tuméfaction de quelques ganglions du creux poplité et de l'aîne; ces derniers étaient notamment plus volumineux que les autres, surtout du côté massé.

Cette expérience confirme les précédentes, le massage a hâté la résorption; du côté où il n'a pas été fait, l'article et les espaces lymphatiques voisins renferment encore de l'encre de Chine; pour en trouver de l'autre côté, il faut remonter parfois jusqu'aux ganglions inguinaux.

N'est-ce pas la preuve de l'opinion que nous avions formulée, après l'interprétation des faits observés? De ce qui précède nous pouvons conclure que le massage est un agent énergique, il détermine parfois, favorise toujours l'absorption des produits préformés qu'il pousse dans les voies lymphatiques centripètes. Des procédés, qui pouvaient sembler purement empiriques, sont rationnels.

Mosengeil a été, je crois, le premier qui ait entrepris des recherches dans un but déterminé, qui se soit proposé d'étudier non plus la physiologie de tel ou tel tissu, la manière dont il réagit à la suite d'une série d'excitations, mais de voir ce que fait au juste le massage, quelle est la différence de l'absorption et de la diffusion d'une substance colorante dissoute dans un membre qui a été massé et dans un autre qui ne l'a pas été. Cette différence est aussi nette qu'on peut l'exiger; dans le premier cas, nous avons eu des processus comparables aux processus pathologiques, la matière étrangère à l'organisme a été absorbée, transportée : il est facile de comprendre ce qui serait arrivé si, au lieu de noir de Chine, on avait pris une substance septique. Dans le second cas, il est inutile de supposer l'intervention d'aucune force vitale, le liquide s'est infiltré dans le tissu conjonctif par imbibition comme il s'est infiltré dans n'importe quelle trame. Ces faits ne sont pas restés isolés; l'expérimentation avait donné des résultats, il était facile de prévoir qu'on essayerait de les compléter.

Sturm et Salis ont obtenu exactement les mêmes résultats que Mosengeil. Reibmayr et Haffinger ont étendu au péritoine les expériences faites sur les synoviales articulaires. Ils ont injecté de l'eau dans la cavité chez plusieurs lapins; un d'eux est massé (pétrissage de l'abdomen) pendant 10 minutes et un autre ne l'est pas; on les sacrifie tous les deux une heure après. Chez deux autres lapins, le massage se fait pendant la première et la deuxième heure aussi longtemps que possible, et on les sacrifie à la fin de celle-ci. Pendant la deuxième heure, il y avait moins de résorption chez le lapin massé que chez celui qui ne l'avait pas été. Les modifications de la pression abdominale et l'aspiration résultant des mouvements faits pendant la première heure avaient renversé les conditions dans la seconde. Voici du reste ces résultats tels que les a résumés Kleen.

Moment	Proportion 0/0 du poids d'eau par rapport au poids du corps résorbé.	
	sans massage	avec massage
1re heure	4,57	9,09
2e —	2,83	1,20
Total p. 2 h.	7,40	10,29

Le massage modifie l'absorption dans les interstices des tissus comme à la surface des séreuses; plusieurs facteurs y contribuent. Nous avons suffisamment insisté sur le rôle des lymphatiques; le courant sanguin ne reste pas inactif, la pression exercée sur les veines hâte leur déplétion et diminue la stase s'il en existe. On a dit qu'il se produisait quelque chose d'analogue à ce qui se produit dans la pompe aspirante et foulante; j'aimerais mieux que l'on parlât de l'aspirateur classique des physiciens : plus l'écoulement est rapide, plus l'aspiration est énergique. Mais a-t-on tout bénéfice à masser? La circulation artérielle est centrifuge et nos frictions lui sont directement opposées. Sans doute, mais les troncs artériels sont profonds, leurs parois ont une contractilité propre, grâce à laquelle un obstacle léger et temporaire est vaincu sans difficulté. La vis a tergo est exactement la même dans le réseau capillaire, qu'on masse ou qu'on ne masse pas. La force propulsive restant constante et la tension veineuse diminuant, la résultante est une augmentation de la circulation artérielle dans une région donnée, une diminution des congestions. On peut concevoir la cellule isolée comme un appareil complet doué d'une force d'adaptation merveilleuse. Si les mouvements sont rapides dans l'atmosphère vivante qui l'entoure, son action sera énergique et sûre. La circulation se fait mieux, l'absorption se fait mieux, les chances d'exsudation, de transformation et d'organisation de l'exsudat diminuent; il est même possible que, quand celui-là existe, il soit repris et disparaisse. Pour cela, il faut une intervention additionnelle dont nous n'avons rien dit encore; nous nous sommes placés dans l'hypothèse la plus simple, nous ne devons ni rompre une fibre, ni fragmenter un agrégat : au lieu de massage, nous aurions pu écrire effleurement. Les praticiens modifient leur manière de faire suivant le cas, s'ils ont affaire à des lésions déterminées et tangibles, ils ne se bornent plus à passer légèrement à la surface du corps la pulpe du doigt ou la paume de la main, ils frottent et pétrissent; c'est que la résorption ne peut se produire sans fragmentation préalable. L'accélération du courant lymphatique ne suffit pas pour qu'il reprenne un exsudat organisé de vieille date; il faut que celui-ci soit amené à un état de division qui ressemble à celui de l'encre de Chine délayée; que ses particules soient assez fines pour qu'elles puissent être saisies par les bouches absorbantes, qu'il subisse en partie la dégénérescence graisseuse; le massage énergique provoque tout cela : il a un autre avantage, celui de détruire les capillaires qui nourrissent des exsudats.

L'accélération circulatoire est encore augmentée par l'intervention du système nerveux, d'autres fois par celle des éléments musculaires.

Afin de savoir ce que deviennent, sous l'influence du massage, les réflexes vaso-moteurs, Zabludowski a fait des recherches avec le pléthysphymographe de Mosso. Dans la plupart des cas, il a noté une dilatation, plus rarement une constriction; la pression fut mesurée dans les radiales avec le manomètre de Bach; on fit le massage d'un des bras. Avant l'expérience, cette pression était de 125 millimètres, elle s'éleva après 10 à 30 minutes de 20 à 30 millimètres dans le bras non massé. L'importance de ces résultats est un peu amoindrie par les imperfections des recherches, mais celles de Kleen, faites avec une très grande précision, démontrent que le massage agit sur la tension musculaire comme la plupart des excitations mécaniques; il l'élève d'abord; arrivée à un certain point, elle cesse de monter, puis redescend.

Bien souvent, quand on est en présence de lésions musculaires, on a recours au tapotement; nous avons dit comment nous le faisons ; cette succession de traumatismes légers est le meilleur moyen de produire l'excitation. Schiff, Kühne, Kolliker ont démontré que l'excitation mécanique suffit pour provoquer des contractions des fibres musculaires, complètement indépendantes du système nerveux, encore une condition excellente pour accélérer la circulation.

Zabludowski a prouvé par une ingénieuse expérience que le massage fait disparaître rapidement la fatigue. Une personne reposée lève à bras fléchi un poids jusqu'à ce que le bras soit fatigué, on fait l'effleurage pendant 5 minutes et au bout de ce temps la même personne peut donner un travail musculaire plus important qu'auparavant ; au contraire, si on ne fait rien, elle doit attendre un quart d'heure au moins pour reprendre son exercice. Les contractions produites par voie réflexe sont plus énergiques après qu'avant le massage (c'est encore une remarque de Zabludowski) ; celui-ci n'influe pas sur l'excitabilité réflexe de la moelle ; mais, comme la puissance des muscles est augmentée, leurs contractions ont plus d'énergie. E. Kleen rapporte qu'un chef d'orchestre de ses amis se fait faire l'effleurage du bras toutes les fois qu'il doit diriger ses musiciens pendant une séance un peu longue ; grâce à l'effleurage, il est beaucoup moins fatigué que s'il n'avait pas eu recours à ce moyen.

Il est encore possible d'expliquer l'action sur la fatigue par l'augmentation de l'absorption : cette sensation est une conséquence de l'oxydation des tissus et de l'accumulation des phosphates, des acides carboniques et lactiques ; qu'on hâte leur disparition, et la fatigue cesse plus vite que par le repos seul. La physiologie explique l'influence du massage dans les névralgies. Contre elles nous employons surtout la pression, le tapotement et les trépidations sur le trajet des nerfs ; toute pression un peu énergique produit l'engourdissement d'abord, l'anesthésie ensuite. La même chose se passe du côté des nerfs moteurs. Tigerstedt a démontré que leur excitabilité augmentée par une pression très faible est diminuée ou supprimée par une forte pression.

Nous n'ajouterons pas autre chose sur l'action physiologique du massage; nous avons voulu donner simplement dans ce chapitre général un aperçu de son action et montrer les résultats auxquels a conduit l'expérimentation; quand nous analyserons les applications, nous tâcherons de nous expliquer ces résultats; nous chercherons dans les données actuellement acquises la raison d'être des faits que nous aura révélés la clinique.

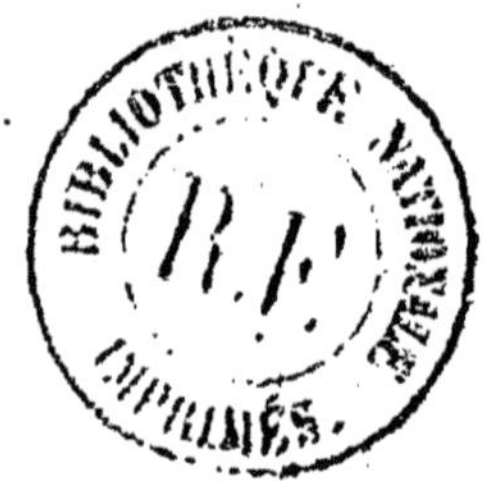

Paris, 1er octobre 1908.

Poitiers. — Imprimerie Blais et Roy.

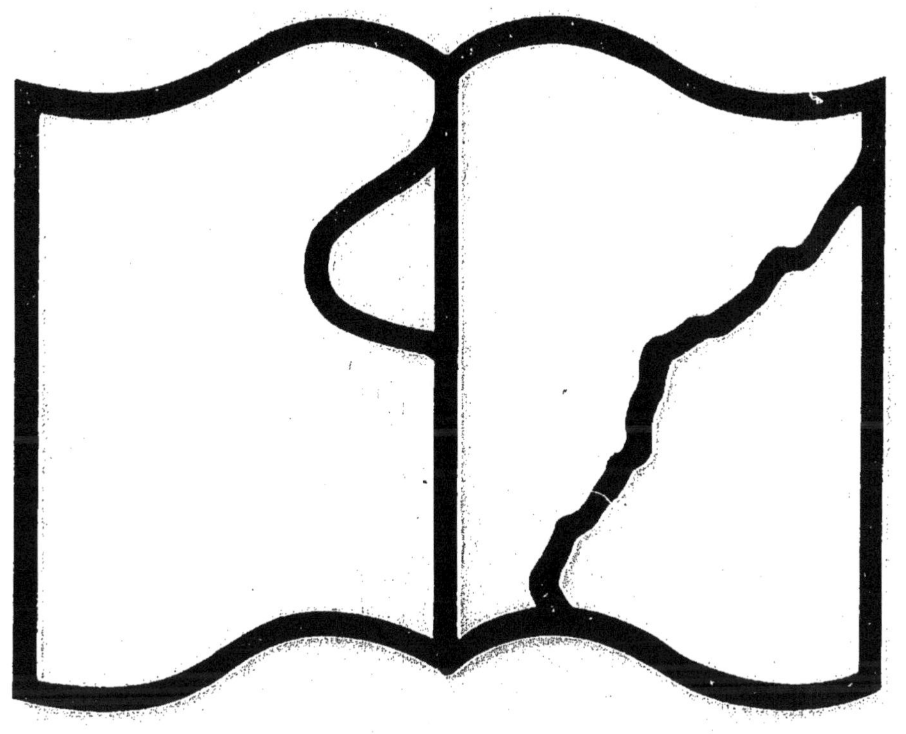

Texte détérioré — reliure défectueuse

NF Z 43-120-11

www.ingramcontent.com/pod-product-compliance
Ingram Content Group UK Ltd.
Pitfield, Milton Keynes, MK11 3LW, UK
UKHW021040200726
13857UKWH00005B/1832